BEI GRIN MACHT SICH IHR WISSEN BEZAHLT

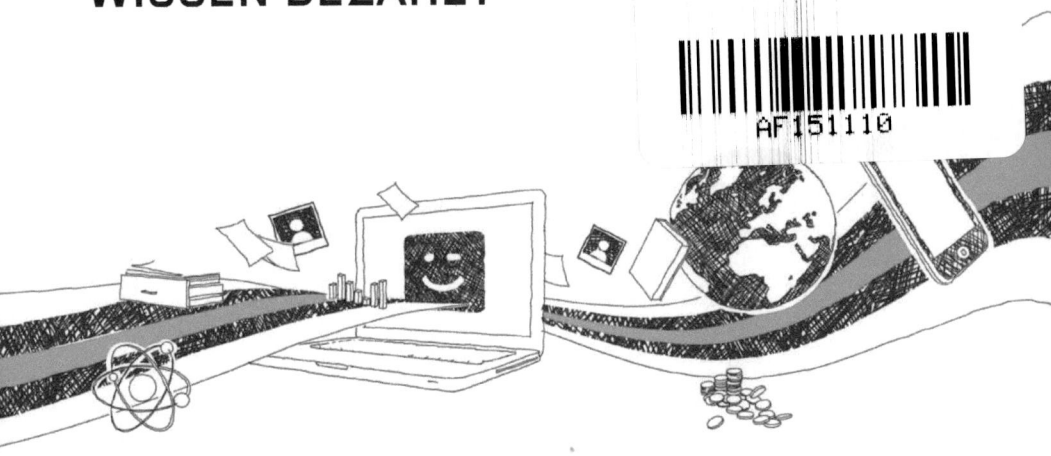

AF151110

- Wir veröffentlichen Ihre Hausarbeit, Bachelor- und Masterarbeit

- Ihr eigenes eBook und Buch - weltweit in allen wichtigen Shops

- Verdienen Sie an jedem Verkauf

Jetzt bei www.GRIN.com hochladen und kostenlos publizieren

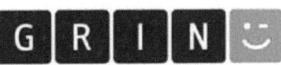

Bibliografische Information der Deutschen Nationalbibliothek:

Die Deutsche Bibliothek verzeichnet diese Publikation in der Deutschen National-
bibliografie; detaillierte bibliografische Daten sind im Internet über http://dnb.d-
nb.de/ abrufbar.

Impressum:

Copyright © 2016 GRIN Verlag, Open Publishing GmbH
Druck und Bindung: Books on Demand GmbH, Norderstedt Germany
ISBN: 9783668246973

Dieses Buch bei GRIN:

http://www.grin.com/de/e-book/334869/implementierung-von-neuen-arbeitsstruk-
turen-als-leitungsaufgabe-im-krankenhaus

Stefan Schröter

Implementierung von neuen Arbeitsstrukturen als Leitungsaufgabe im Krankenhaus

Projekt „Manchester-Triage-System" zur Ersteinschätzung von Patienten in einer Zentralen Notaufnahme

GRIN Verlag

GRIN - Your knowledge has value

Der GRIN Verlag publiziert seit 1998 wissenschaftliche Arbeiten von Studenten, Hochschullehrern und anderen Akademikern als eBook und gedrucktes Buch. Die Verlagswebsite www.grin.com ist die ideale Plattform zur Veröffentlichung von Hausarbeiten, Abschlussarbeiten, wissenschaftlichen Aufsätzen, Dissertationen und Fachbüchern.

Besuchen Sie uns im Internet:

http://www.grin.com/

http://www.facebook.com/grincom

http://www.twitter.com/grin_com

Facharbeit zum Thema:

Implementierung von neuen

Arbeitsstrukturen als Leitungsaufgabe

-

Projekt „Manchester-Triage-System" zur

Ersteinschätzung von Patienten in einer

Zentralen Notaufnahme

2016

Kurs: Weiterbildung zur Fachkraft für Leitungsaufgaben in der Pflege

Inhalt

Abkürzungsverzeichnis

ATS	=	Australian Triage Scale
AP	=	Arbeitspaket
BL	=	Bereichsleitung
CT	=	Computertomographie
CTAS	=	Canadian Triage and Acuity Scale
DGINA	=	Deutsche Gesellschaft interdisziplinäre Notfall- und Akutmedizin
DIN	=	Deutsches Institut für Normung
DRG	=	Diagnosis Related Groups
EDV	=	Elektronische Datenverarbeitung
ESI	=	Emergency Severity Index
FLP	=	Fachkraft für Leitungsaufgaben in der Pflege
KX	=	Klinikum X
NTS	=	National Triage Scale
MHY	=	Medizinische Hochschule Y
MTS	=	Manchester-Triage-System
PDCA	=	Plan Do Check Act
PM	=	Projektmanagement
QMB	=	Qualitätsmanagementbeauftragter
ZNA	=	Zentrale Notaufnahme

Anlagenverzeichnis

1. Einleitung

Die Patienten[1]- und Behandlungszahlen deutscher Krankenhäuser steigen ständig an. In den Jahren 2005 bis 2012 kam es zu einer Zunahme von 16.071.846 auf 17.976.447 vollstationärer Patienten. Im gleichen Zeitraum erhöhte sich der prozentuale Anteil der als Notfall aufzunehmenden Patienten von 33,7% auf 41,5%. [2] Außerhalb der Öffnungszeiten von niedergelassenen Ärzten konzertiert sich die Notfallversorgung auf die Krankenhäuser. [3] Die Deutsche Gesellschaft Interdisziplinäre Notfall- und Akutmedizin e.V. (DGINA) gibt an, dass mindestens 20 Mio. Notfallpatienten jährlich in deutschen Krankenhäusern stationär und ambulant versorgt werden.[4] Durch weitere gesellschaftliche Rahmenbedingungen und neue strukturelle Maßnahmen der letzten Jahre, wie dem demografischen Wandel, der Einführung eines neuen Abrechnungssystems (DRG) und der Entwicklung in der ambulanten Versorgung, kommt es zu einer Steigerung der Anforderungen an die Organisation Zentraler Notaufnahmen (ZNA), da diese die erste Anlaufstelle für mehr als 50 Prozent der stationären Patienten darstellt und dadurch oft als Aushängeschild eines Krankenhauses betrachtet wird.

„Das KX Klinikum XXX ist als akademisches Lehrkrankenhaus der Medizinischen Hochschule Y (MHY) ein erfahrener Gesundheitsdienstleister im Nordosten der Region Y." [5] Durch notwendige Umstrukturierungen und die Zusammenlegung der chirurgischen und internistischen Notaufnahmeeinheiten kam es 2012 zur Zentralisierung und Bündelung des Patientenaufkommens in eine gemeinsame ZNA. Die Patientenzahlen stiegen in dieser Einheit fast übergangslos beträchtlich an. Im Jahr 2011 waren es noch 10000 Kontakte mit Patienten, im Folgejahr schon 17000. Seitdem ist ein weiterer kontinuierlicher Anstieg zu beobachten. Eine Dringlichkeitseinschätzung der Patienten erfolgt durch die erstaufnehmende Pflegefachkraft. Dieser Einschätzung liegt bisher kein strukturierter Standard zugrunde. Vielmehr beruht sie auf den Erfahrungswerten der jeweiligen Pflegefachkraft und den

---

[1] Zur besseren Lesbarkeit, wird ausschließlich die männliche Form verwendet, gemeint sind allerdings weibliche und männliche Personen.
[2] Vgl. Deutscher Bundestag, Drucksache 18/2302, S. 5 f.
[3] Vgl. Deutschlands Zukunft gestalten, S. 57.
[4] Vgl. DGINA, S. 2.
[5] Http://www.KX.eu/klinikum/XYZ/Seiten/default.aspx. (14.03.2016).

Informationen, die durch den Rettungsdienst sowie die Patienten selbst und deren Angehörige zu erheben sind.

Durch die Notwendigkeit einer einheitlichen und qualitativen Ersteinschätzung, besonders für Patienten mit akuten Krankheitsbildern, ergibt sich für mich die Wahl des Themas der Facharbeit. Sie beschreibt das Führungsinstrument Projektmanagement (PM) und dessen heutige Bedeutung, um neue Prozesse in bestehende Systeme implementieren zu können. Als Beispiel dient die Einführung des Manchester-Triage-Systems (MTS) zur Ersteinschätzung von Patienten in die Zentrale Notaufnahme des Klinikums XXX. Derart fundamentale Prozessveränderungen und Qualitätssteigerungen machen für Leitungen eine Synthese aus fachlicher und methodischer Kompetenz notwendig, die in der Umsetzung und im Umgang mit den Mitarbeitern und den Patienten zusätzlich gut ausgeprägte sozial-kommunikative Fähigkeiten erfordern, um eine hohe Akzeptanz sowie eine hohe Versorgungsqualität und -zufriedenheit aller Beteiligten, besonders jedoch der Patienten zu erreichen.

Dabei wird besonders auf die Rolle und die Aufgabenvielfalt der Fachkraft für Leitungsaufgaben in der Pflege (FLP) [6] eingegangen. Ein hoher Grad an Mitarbeitermotivation und Fachkompetenz ist notwendig, um neue Projekte umzusetzen. Diese Voraussetzungen sind jedoch nicht grundsätzlich bei allen Mitarbeitern vorhanden. Es wird daher gezeigt, wie wichtig Motivation, Kompetenzerweiterung und Problemanalyse sind und welche Möglichkeiten die FLP hat, diese Themen zu bearbeiten und zu fördern. Als erstes wird das Projektmanagement theoretisch dargestellt und besonders auf die Ziele und die Rolle des Projektleiters eines Projekts eingegangen. Danach wird die Implementierung des MTS betrachtet, verschiedene alternative Triagesysteme werden kurz verglichen und Vor- und Nachteile gegenübergestellt. Es soll gezeigt werden, welche Potentiale und Risiken verschiedene Ersteinschätzungssysteme haben und wie man diese in den verschiedenen Ebenen steuern kann. Es wird aufgezeigt, warum MTS gewählt werden sollte und wie eine passende Projektplanung und –umsetzung aussehen kann. Danach wird nochmals die Rolle der FLP betrachtet und ein kurzer Ausblick gegeben sowie ein Fazit gezogen.

---

[6] Die Begriffe Fachkraft für Leitungsaufgaben in der Pflege (FLP) und Bereichsleitung (BL) werden in der Facharbeit synonym verwendet.

2

2. Das Projektmanagement

2.1 Wie definiert sich Projektmanagement?

Es gibt verschiedene Definitionen für den Begriff Projektmanagement, die sich aber in ihren Kernaussagen überwiegend decken. Es können auch die Begriffe Projekt und Management einzeln betrachtet werden. Dabei bedeutet Management einen Prozess des Planens, Steuerns, Durchführens und Kontrollierens, unter der Beteiligung von Menschen, damit Ziele erreicht werden können. Die ISO-Norm DIN ISO 21500:2016-02 besagt: „Projektmanagement ist die Anwendung von Methoden, Hilfsmitteln, Techniken und Kompetenzen in einem Projekt." Es umfasst das „[...] Zusammenwirken der verschiedenen Phasen des Projektlebenszyklus." [7] Das Deutsche Institut für Normung (DIN) definiert die „Gesamtheit von Führungsaufgaben, -organisation, -techniken und -mitteln für die Initiierung, Definition, Planung, Steuerung und den Abschluss von Projekten." [8] Betrachtet man diese Darstellungen, beschreibt das Projektmanagement einen gesamten Zyklus vom Anfang bis zum Ende, der alle verschiedenen Facetten, wie die einzelnen Phasen, anwendbare Instrumente und Methoden sowie das Wissen und die Fähigkeiten der Mitwirkenden beinhaltet. Litke sagt weiter: „[...] Projektmanagement ist als Leitungs- und Organisationskonzept zu verstehen, mit dem versucht wird, die vielen, sich teilweise gegenseitig beeinflussenden Projektelemente und –geschehen nicht dem Zufall oder der Genialität einzelner Personen zu überlassen, sondern sie ganz gezielt zu einem festen Zeitpunkt herzuführen." [9] Besonders in der Gesundheitsbranche und bei den steigenden Qualitätsansprüchen wird ein sehr gutes Projektmanagement nötig, um die vielfältigen Probleme und Herausforderungen auch zukünftig lösen zu können. Bernd J. Madauss bezeichnet ein Projekt als „[...] ein außergewöhnliches Vorhaben." [10] Laut der DIN 69901 ist es „im Wesentlichen durch die Einmaligkeit der Bedingungen in ihrer Gesamtheit gekennzeichnet, wie z. B. Zielvorgabe, zeitliche, finanzielle, personelle oder andere Begrenzungen, Abgrenzungen gegenüber anderen Vorhaben sowie projektspezifische Organisation." [11] Durch diese allgemeinen Definitionen lassen sich

---

[7] DIN ISO 21500:2016-02, S.10.
[8] Jendrosch, Thomas, 1998, S. 27.
[9] Litke, Hans-Dieter, 2007, S. 21.
[10] Madauss, Bernd, 2000, S. 516.
[11] Jendrosch, Thomas, 1998, S. 10.

die wesentlichen Bestandteile weiter auf Einmaligkeit, Endlichkeit, begrenzte Ressourcen und Komplexität eingrenzen.[12]

2.2 Vorteile der Anwendung des Projektmanagements

Die Einführung eines neuen und komplexen Systems erfordert eine gezielte Steuerung und adäquate Begleitung, damit das vorher gesteckte Ziel erreicht und reflektiert werden kann und dabei die Potentiale, Risiken und Kosten des Projekts sowie der Bedarf an Zeit steuerbar bleiben. Durch die Vielfältigkeit der Aufgaben und die unterschiedlichen Gegebenheiten, besonders mit Blick auf den zunehmenden Kostendruck im Gesundheitswesen, die notwendige Kundenorientierung aber auch durch mangelnde zeitliche Ressourcen, ist das Projektmanagement ein sinnvolles Instrument, um schnell und flexibel handeln zu können. Dabei kann eine gute Zusammenarbeit und ständige, direkte Kommunikation der Beteiligten zügige Entscheidungen schaffen, eine hohe Flexibilität fördern und notwendiges Fachwissen bündeln. Es ergeben sich weiter gute Möglichkeiten zur Problemanalyse und -bearbeitung.

2.3 Projektentstehung und Ausgangssituation

Projektziele sollten ein „gedanklich vorweggenommener Soll-Zustand" sein.[13] Es ist das Ziel, alle eintreffenden Patienten ersteinzuschätzen und einer Dringlichkeitsstufe zuzuordnen, damit die Behandlungsqualität und die Patientensicherheit und -zufriedenheit verbessert wird. Die Verweildauer in der ZNA kann sinken und mögliche Komplikationen können frühzeitig erkannt werden. Auch für das Klinikum ergeben sich weitere Vorteile. Es kommt zu einer besseren Transparenz und damit zu besserer Außenwirkung. Im Rahmen einer zukünftigen Zertifizierung der ZNA ist es notwendig, eine Behandlungspriorisierung (Ersteinschätzung, Triage) sicherzustellen, um die Patienten in der richtigen Reihenfolge und innerhalb der vereinbarten Zeitspanne zu behandeln.[14] Diese Ersteinschätzung kann durch die Implementierung des Manchester-Triage-Systems (MTS) erfolgen. Damit dieses Ziel erreicht wird, kann man sich des Projektmanagements bedienen, da die Einführung der Definition eines Projekts entspricht.

---

[12] Vgl. Bock von Wülfingen, Christiane; Model, Thomas; Potz, Dirk, 2008, S. 273.
[13] Vgl. Litke, Hans-Dieter, 2007, S. 33.
[14] Vgl. https://www.diocert.de/files/.../DGINA_Anforderungen_150911.pdf (12.03.2016).

2.4 Der Projektauftrag

Da die Notwendigkeit einer Triage vorhanden ist, liegt die Zuständigkeit für die Initiierung und den Projektauftrag bei der Klinikleitung. Dieser Auftrag kann an die pflegerische Bereichsleitung (BL) der ZNA erfolgen, die dann einen Phasenplan zu erstellen hat. Umgekehrt kann das Projekt auch durch die BL beantragt werden, hierfür muss sie aber im Vorfeld einen Projektauftrag erarbeiten. Dieser schriftliche Plan skizziert und gliedert die verschiedenen Bestandteile, die für die Umsetzung des Projektes notwendig sind. Dabei stehen die Planung und der Erfolg im Zusammenhang.[15] Es müssen somit sorgfältige Vorüberlegungen vollzogen werden, bei denen besonders vorliegende Probleme genauer betrachtet und aufgeschlüsselt werden sollten. Im Folgenden wird eine beispielhafte Analyse (verkürzt) des Problems der fehlenden Triage durchgeführt.

Bestimmung des Problems (Definition)	uneinheitliche Triage durch Mitarbeiter, fehlende Dokumentation der subjektiven Einschätzung
Abgrenzung des Problems	vorhandene Instrumente sind nicht für eine Triage anwendbar (Dokumente; EDV)
Auswirkungen	Behandlungsbeginn wird verzögert, Erhöhung der Verweildauer
Grundlage	lückenhafte Informationen, da nicht ausreichend erheb- und dokumentierbar
Lösungsansatz	Ersteinschätzung durch MTS, Einführung Patientenbegleitbogen

[16]

Sind mögliche Probleme näher benannt und abgegrenzt, wird dargestellt, welche Konsequenzen zu erwarten sind. Dabei müssen auch mögliche Überschneidungen betrachtet werden. Weiter werden Ursachen gesucht und schon eventuelle Lösungen erarbeitet. Im gesamten Verlauf kann eine erste Einschätzung bezüglich des zu erwartenden Umfangs und der damit verbundenen Investitionen vorgenommen werden. In der Problemanalyse wird die „[...] Grundlage für das gesamte künftige Projekt

---

[15] Vgl. Litke, Hans-Dieter, 2007, S. 83.
[16] Tab. 1: Problemanalyse (eigene Darstellung).

festgelegt"[17] und der daraus entstandene Projektauftrag dann weiter im Projektteam bearbeitet.[18]

Ein Projektauftrag kann vom Projektleiter erstellt werden und muss schriftlich festgehalten werden. Er beinhaltet den Projektnamen und eine differenziertere Erklärung, die Projektleitung und den Auftraggeber, Ziele, zeitliche Vorgaben, die Zusammensetzung des Teams und weitere Vorgaben wie Kosten, sonstige Rahmenbedingungen und Ressourcen.[19,20,21] Es muss besonders auf die Definition der Ziele geachtet werden, da diese spezifisch, messbar, akzeptiert, realistisch und terminiert formuliert werden müssen. [22] Eine konkrete Ausformulierung sollte zusammen mit der Projektgruppe erfolgen.

3. Projektplanung und -phasen

Wurde der Projektauftrag erstellt, müssen alle relevanten Prozesse, Aufgaben und Abläufe aktiv analysiert und betrachtet werden, um nach der Projektdefinition zur weiteren Planungsphase, der eigentlichen Projektdurchführung und zur Abschlussphase zu gelangen.[23]

3.1 Die Projektstrukturplanung

Ist das Projektteam benannt, muss es eine Projektplanung vornehmen, um eine gute Übersichtlichkeit herzustellen. Dafür kann das Projekt in Arbeitspakete (AP) aufgeteilt werden, um eine genauere Strukturierung zu planen und die anstehenden Aufgaben besser zu differenzieren. Dabei wird von grob nach fein vorgegangen und jeweils auf die Ergebnisse, den Ablauf, die Organisation und die Ressourcen eingegangen. Der Projektauftrag wird nochmals grob dargestellt und Teilprojektaufträge (Meilensteine) werden festgelegt. In der Feinplanung kommt es dann zur genauen Arbeitspaketbeschreibung. [24] Der entstandene Projektstrukturplan gibt eine

---

[17] Burghardt, Manfred, 2013, S. 27.
[18] Vgl. Olfert, Klaus, 2010, S. 166.
[19] Vgl. ebd., S. 164-167.
[20] Vgl. Burghardt, Manfred, 2013, S. 27.
[21] Vgl. Rosenthal, Thomas; Wagner, Erwin, 2004, S. 277.
[22] Vgl. Kratz, Hans-Jürgen, 2014, S. 21.
[23] Vgl. Rosenthal, Thomas; Wagner, Erwin, 2004, S. 280.
[24] Vgl. Boy, Jacques; Heunisch, Hans G.; Lehmann, Linda; u.a., 2013, S. 36.

Aufgabenverteilung vor und das Projekt kann gesteuert, überwacht und kontrolliert werden.[25] Weiter kann man diesen auch ständig aktualisieren und, sofern gewünscht, auch EDV-basiert transparent machen.

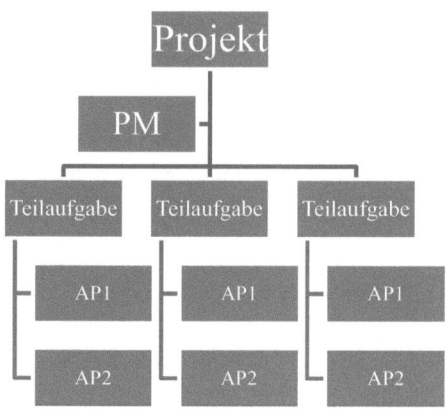

26

3.2 Projektablaufplanung und Terminplanung

Wurde der Projektstrukturplan im Projektteam erarbeitet, müssen die einzelnen Arbeitspakete aufgeteilt werden. Dafür können die Aufgaben sich auch auf einzelne Teammitglieder verteilen. Diese festgelegten Zuständigkeiten müssen schriftlich festgehalten, der Zeitaufwand kalkuliert und terminiert werden. Ein Termin ist der „Zeitpunkt [...], bis dahin [...] ein Ereignis eintreten soll."[27] Die Terminierung des weiteren Verlaufs muss analog zum Projektstrukturplan erfolgen, um diesen logisch mit dem Ablauf zu verknüpfen.[28] Es gibt verschiedene Terminarten: „Anfangstermine, Endtermine, Stichtag (Termin der aktuellen Betrachtung, time-now-date) und Meilenstein (Stichtag für ein wesentliches Projektergebnis)."[29] Der Projektzeitraum muss vom Auftraggeber vorgegeben werden, die genauen Projektphasen werden durch den Projektleiter erstellt und sollten visualisiert dargestellt werden. Diese Darstellung kann durch Balken- oder Flussdiagramme erfolgen.[30] Vorstellbar ist aber auch eine tabellarische Bearbeitung oder die Erstellung eines Zeitstrahls. Dabei sind besonders die

[25] Vgl. Litke, Hans-Dieter; Kunow, Ilinka; Schulz-Wimmer, Heinz, 2015, S. 68.
[26] Abb. 1: Projektstrukturplan (eigene Darstellung).
[27] Gabler Wirtschaftslexikon, 2004, S. 2920.
[28] Vgl. Litke, Hans-Dieter, 2007, S. 98.
[29] Ebd. S. 100.
[30] Vgl. Jendrosch, Thomas, 1998, S.35.

verschiedenen Abhängigkeiten der Arbeitspakete und die Terminplanung der Teammitglieder zu beachten. [31] Auch hier ist es wieder wichtig, die Zeitplanung transparent zu machen, um mögliche Änderungen oder Anpassungen zeitnah überprüfen und vornehmen zu können.

3.3 Kosten- und Ressourcenplanung

Ist die Projektablaufplanung abgeschlossen, orientiert sich daran eine Ressourcenplanung. Es wird zeitlich dargestellt, welche Ressourcen bei den Projektmitgliedern vorhanden sind und es kann aufgezeigt werden, ob es Überlappungen, Abwesenheitszeiten, Auslastungsprobleme oder Falschplanungen gibt. [32] Diese Planung dient als Grundlage für die Freistellung der Projektteilnehmer. Sollten für diese Überstunden anfallen, muss zuvor festgelegt werden, ob diese vergütet oder mit Freizeit abgegolten werden.

„Die Projektplanung beinhaltet die Ermittlung aller Kosten, die im Zusammenhang mit der Erstellung des künftigen Systems anfallen."[33] Für die Ermittlung der Projektkosten kann sowohl eine Schätzung erfolgen als auch bekannte feste Größen berechnet werden. Dafür sind die verschiedenen Kostenarten heranzuziehen, wie Personal-, Sachmittel-, Material-, Fertigungskosten, Dienstleistungs- und Fremdkosten, Marketing-, Reise- und Arbeitsausstattungskosten. [34] Daraus ergeben sich die zu erwartenden Gesamtkosten eines Projekts. Ist der finanzielle Rahmen nicht durch den Auftraggeber vorgegeben, muss die Kostenplanung nach Fertigstellung diesem vorgelegt werden. Er erhält eine Übersicht und kann dann genehmigen oder weitere Anpassungen vorgeben und überwachen.

3.4 Risikoanalyse und Überwachung des Projekts

Je nach Größe des vorliegenden Projekts, sollte eine Risikoanalyse erfolgen, um eine Bewertung vornehmen zu können und kritische Einflüsse und Störungen frühzeitig zu erkennen und zu lösen. Boy u.a. beschreiben die folgenden vier Risikoebenen, bei denen

---

[31] Vgl. Boy, Jacques; Heunisch, Hans G.; Lehmann, Linda; u.a., 2013, S. 45.
[32] Vgl. Boy, Jaques; Dudek, Christian; Kuschel, Sabine, 2006, S. 79.
[33] Litke, Hans.-Dieter, 2007, S. 126.
[34] Vgl. Litke, Hans-Dieter; Kunow, Ilonka; Schulz-Wimmer, Heinz, 2015, S. 86.

Projekteinflüsse identifiziert, erfasst und bewertet sowie mögliche Maßnahmen ausgewählt und Risikokontrollkriterien festgelegt werden können:

+ +	=	Beste Situation: niedriges Risiko; hohe Effektivität der Maßnahmen
+	=	Gute Situation: hohes Risiko, hohe Effektivität der Maßnahmen
-	=	Schlechte Situation: niedriges Risiko, aber niedrige Effektivität der Maßnahmen
- -	=	Schlechteste Situation: hohes Risiko und niedrige Effektivität der Maßnahmen.[35]

Die Gesamtüberwachung und –steuerung des Projekts führt der Projektleiter durch. „In der Projektüberwachung werden die Sollvorgaben der System- und Projektplanung mit den im Projektablauf erreichten Ist-Werten verglichen und eventuelle Planabweichungen festgestellt."[36] Der Projektleiter muss „[...] steuernd eingreifen, wenn [...] sich die Projektgruppenmitglieder bei der Bewältigung ihrer Aufgaben von einem geplanten Ergebnis entfernen."[37] Während des gesamten Zeitraums erfolgt eine kontinuierliche Zielkontrolle. Dafür muss der Projektleiter für eine hohe Transparenz und einen guten Informationsfluss sorgen.

3.5 Durchführung des Projekts

Bei der eigentlichen Durchführung des Projekts werden die Arbeitspakete bearbeitet. Dabei wird sich wieder inhaltlich und zeitlich an den Projektstrukturplan gehalten. Es findet eine ständige Überprüfung statt und eventuelle Abweichungen vom Plan werden überprüft und bei Bedarf muss gegengesteuert werden, um die formulierten Ziele erreichen zu können. Sollten sich die Zielvorgaben ändern, müssen diese neu formuliert werden. „Generell besteht der Überwachungs- und Steuerungsprozess aus drei Phasen:

1. Erfassung des IST-Standes,
2. Analyse und Interpretation von IST-SOLL-Abweichungen,
3. Einleitung von Korrekturmaßnahmen."[38]

---

[35] Vgl. Boy, Jacques; Heunisch, Hans G.; Lehmann, Linda; u.a., 2013, S. 50 f.
[36] Litke, Hans-Dieter, 2007, S. 153.
[37] Loffing, Christian; Budnik, Sandra, 2005, S. 57.
[38] Boy, Jacques; Dudek, Christian; Kuschel, Sabine, 2006, S. 87.

Dieser kontinuierliche Prozess ist eine wesentliche Aufgabe des Projektleiters, da er die Hauptverantwortung für das Projekt hat und organisatorische, planerische, koordinatorische, administrative und Entscheidungsaufgaben inne hat.[39]

3.6 Abschluss des Projekts

Unter Projektabschluss versteht man eine plangerechte Beendigung des Projekts und Erreichung der festgelegten Ziele. Diese Phase ist besonders kritisch, da der Erfolg nicht garantiert ist. Es kann zum Scheitern des Projekts, zur Aushöhlung oder zur Verlängerung kommen.[40]

Projektmanagement ist ein Instrument des Change-Managements. Ein Projekt kann demzufolge auch als Veränderungsprojekt betrachtet werden. Change-Management ist in der gesamten Projektphase, besonders bei der Implementierung der Projektlösung, umfassend und intensiv zu betreiben. Kurt Lewin beschrieb für Veränderungsprozesse in Gruppen und Organisationen ein 3-Phasen-Modell, welches Klaus Olfert noch durch eine vorhergehende vierte Phase erweitert hat. Es soll sich eine freiwillige und stufenweise Änderung der Einstellungen ergeben, von Ablehnung hin zu Akzeptanz und Identifikation. Aufgaben dabei sind:

- **Informationsstreuung:** Dienstbesprechungen, Rundschreiben, Veröffentlichungen, Betriebsversammlungen
- **Unfreezing (Auflockern):** Änderungsbewusstsein bei den Mitarbeitern schaffen; Einbeziehung der Mitarbeiter in das Projekt; weitere Vorgehensweise erläutern
- **Moving (Hinüberleiten):** flexibles Reagieren der Verantwortlichen; Motivierung der Beteiligten, z.B. durch Befragungen, Informationsveranstaltungen und Schulungen; das neue Projekt einführen, steuern und überwachen
- **Refreezing (Verfestigen):** Rückführung aus Widerständen, z.B. durch Beteiligung und Coaching; Projekt anpassen und im vorhandenen Prozess integrieren und akzeptieren; stetige Überwachung.[41,42]

---

[39] Vgl. Jendrosch, Thomas, 1998, S. 53.
[40] Vgl. Olfert, Klaus, 2014, S. 227 f.
[41] Vgl. Olfert, Klaus, 2014, S. 233 f.
[42] Vgl. Lewin, Kurt (1947), 2012, S. 223.

Wird mit Hilfe des Projektmanagements ein neues System eingeführt, muss bereits in der Projektplanung die spätere Schulung berücksichtigt und gegebenenfalls vorbereitet werden. Das Ziel ist es dabei, frühzeitig vor Start des eigentlichen Systems alle Mitarbeiter umfassend zu informieren und zu schulen. Vorhandene Bedenken und potenzielle Ablehnungen können so erkannt und abgebaut sowie eine hohe Akzeptanz geschaffen werden. Dabei werden dem Mitarbeiter Antworten gegeben und Lösungen aufgezeigt. Beim Echtstart sollte eine Prozessablaufbegleitung stattfinden. Diese kann durch eine Einführungskontrolle mittels Checklisten und die Präsenz vor Ort erfolgen. Bei auftretenden Differenzen muss der Projektleiter mögliche Gründe prüfen und Einführungsfehler korrigieren.[43]

Die letzte Phase des Projekts ist der Projektabschluss. Die Projektmitglieder werden gewürdigt, anerkannt und an andere Aufgaben vermittelt. Es erfolgt die Projektdokumentation und die Unterlagen werden archiviert. Danach finden Abschlussveranstaltungen und Präsentationen der Ergebnisse statt.[44] Der Projektleiter schließt das Projekt mit einem Abschlussbericht ab. Dieser wird knapp formuliert und muss folgende Inhalte haben:

- Auftrag, Ziele
- Leistungen, Ergebnisse
- Querverbindungen, Abweichungen
- Kosten und
- Empfehlungen.[45]

In der Projektgruppe sollte eine Reflexionsveranstaltung stattfinden. Die Teammitglieder teilen ihre Erfahrungen mit und die Arbeitsleistungen können gemeinsam besprochen werden. Die daraus gewonnenen Erkenntnisse und Ideen können für weitere Projekte genutzt werden.[46] Ein ständiger Veränderungsprozess im Unternehmen und die Bereitschaft der Mitarbeiter, sich daran aktiv zu beteiligen, werden dadurch weiter gefördert.

---

[43] Vgl. Olfert, Klaus, 2014, S. 235 f.
[44] Vgl. ebd., S. 239 f.
[45] Vgl. Rosenthal, Thomas; Wagner, Erwin, 2004, S.371.
[46] Vgl. ebd., S. 320 f.

4. Der Projektleiter

Dem Projektleiter fällt im Projekt eine besonders tragende Rolle zu und er „hat, wie jede Führungskraft, über verschiedene Qualifikationen zu verfügen, die seine Gesamt- und Handlungskompetenz ausmachen."[47] Dabei wird die persönliche Kompetenz durch die Sozial-, Fach- und Methodenkompetenz ergänzt.[48] Seine Aufgabe ist vielfältig und umfasst die Gesamtverantwortung im Projektprozess. Er erstellt den Projektstruktur- und –ablaufplan, kalkuliert die Kosten, koordiniert und terminiert Projektgruppensitzungen, benennt Teilnehmer, legt deren Verantwortlichkeiten fest und überprüft die Ressourcen, steuert und strukturiert den gesamten Projektablauf und die Entscheidungsfindung, überprüft die Ziele, fasst Ergebnisse zusammen und präsentiert diese, dokumentiert und gibt die notwendigen Informationen weiter, stellt die Reflexions- und Evaluationsergebnisse dar und erstellt einen Abschlussbericht.

5. Ersteinschätzung durch MTS am Klinikum XXX

Im Folgenden wird die Implementierung des Manchester-Triage-Systems am praktischen Beispiel beschrieben. Ein solcher Veränderungsprozess und die Einbindung in die Abläufe der ZNA ist ideal für das Instrument Projektmanagement, da dieses die Möglichkeit bietet, ein neues Projekt komplett zu planen und auch über die Einführung hinaus zu begleiten. Es werden die vorhandenen Prozesse in der ZNA betrachtet, verschiedene Ersteinschätzungssysteme kurz dargestellt und die Auswahl des MTS begründet. Aufbauend erfolgt die Skizzierung des eigentlichen Projekts von der Idee bis zur praktischen Umsetzung im Arbeitsbereich.

5.1 Die Zentrale Notaufnahme am Klinikum XXX

„Aufgrund des Versorgungsauftrages und um eine schnelle und effektive Hilfe zu ermöglichen, arbeitet die zentrale Notaufnahme des Klinikums XXX täglich von 0.00 bis 24.00 Uhr." [49] Alle eintreffenden Notfallpatienten werden interdisziplinär aufgenommen, diagnostiziert und behandelt, dabei werden leichte bis schwere

---

[47] Jendrosch, Thomas, 1998, S. 47.
[48] Vgl. ebd., S. 48.
[49] Schröter, Stefan, 2014, S. 6.

12

Erkrankungen chirurgisch, internistisch und urologisch erstversorgt. Das pflegerische Team der Notaufnahme besteht aus 17 examinierten Gesundheits- und Krankenpflegern sowie Rettungsassistenten und wird von zwei gleichberechtigten Bereichsleitungen geleitet. Die ZNA verfügt über insgesamt sieben Behandlungsräume, davon einen Schock- und einen Gipsraum. [50] Sowohl Liegendpatienten, als auch Patienten, die selbstständig die ZNA aufsuchen, kommen über einen gemeinsamen Eingang. Viele diagnostische Bereiche wie CT, Röntgen und Sonografie sowie die bettenführenden Stationen liegen teilweise weit außerhalb des Bereichs.

5.2 Derzeitiger Prozessablauf

Wie bereits in der Einleitung und in der Ausgangssituation dargestellt (siehe 2.4), sollten alle eintreffenden Patienten in ihrer Behandlungsdringlichkeit ersteingeschätzt werden. Diese Einschätzung wird nicht einheitlich standardisiert durchgeführt und die Fachkräfte sind auf vielfältige Informationsquellen angewiesen. Es findet eine enge Zusammenarbeit mit der Rettungsleitstelle und den Rettungsdiensten statt, die es gewährleistet, dass die Patienten schon vor dem Eintreffen angekündigt werden und Maßnahmen für die Primärversorgung eingeleitet werden können. [51] Der derzeitige Behandlungsprozess sieht wie folgt aus:

Teilprozess	Inhalt	Zuständigkeit
1.	Datenerfassung/Ersteinschätzung	pflegerisch
2.	Untersuchung	pflegerisch/ärztlich
3.	Diagnose	ärztlich
4.	Behandlung	pflegerisch/ärztlich
5.	Verlegung/Entlassung	pflegerisch/ärztlich

[52]

5.3 Triage und Ersteinschätzung

„Bei der Triage handelt es sich um ein System des Risikomanagements, mit dem der Patientenfluss gesteuert werden soll […]."[53] Der Erfolg des Behandlungsverlaufs der Patienten beginnt schon mit einer schnellen und effizienten Einschätzung der jeweiligen

---

[50] Vgl. ebd., S. 6 f.
[51] Vgl. Schröter, Stefan, 2014, S. 6 f.
[52] Tbl. 2: Behandlungsprozess ZNA (eigene Darstellung).
[53] Mackway-Jones, Kevin; Marsden, Janet; Windle, Jill, 2001, S. 17.

Verletzung oder Erkrankung. Dafür wenden vermehrt Triage-Systeme verwendet. Über die Triage werden die Patienten nach ihrer medizinischen Dringlichkeit eingestuft.[54] Dadurch entstehen verschiedene Behandlungsmaßnahmen, die dem jeweiligen Patienten angepasst sind und eine optimal passende Versorgung ermöglichen, die Wartezeiten reduzieren und dadurch höhere Zufriedenheiten der Patienten und Mitarbeiter schaffen. Besonders wichtig ist hierbei die Differenzierung zwischen Triage und Ersteinschätzung. Triage kann sogar eine Behandlung ausschließen, Ersteinschätzung hingegen legt die Behandlungsreihenfolge fest.[55] Im weiteren Verlauf wird der Begriff Ersteinschätzung verwendet, es sei denn, der Begriff Triage kommt als Eigenname vor.

5.3.1 Geschichtliche Entwicklung und Systemvergleich

Triage ist ein militärisches Auswahlverfahren, welches 1797 von Larrey[56] erstmals angewendet wurde. Dabei wurden Kriegsverwundete grob eingeschätzt und schwere Verletzungen schneller versorgt als leichte. In den 1930-iger Jahren wurden dann die Diagnose, Dringlichkeit, Transportfähigkeit und Transportziel als Triage-Ziele festgelegt. Im Krankenhausbereich wurde die Triage erstmals 1963 in den USA vom ärztlichen Dienst angewendet. 1964 wurde die Triagierung von Pflegekräften übernommen und verbreitete sich in den nächsten zwei Jahrzehnten weiter, wobei kein einheitlicher Standard zugrunde lag. Mitte der achtziger Jahre kam die Triage auch in anderen Ländern zum Einsatz. Ende des 20. Jahrhunderts entwickelten sich dann fünfstufige Systeme wie die „National Triage Scale" (NTS), heute „Australien Triage Scale" (ATS), die „Manchester Triage Scale" (MTS), die „Canadian Triage and Acuity Scale" (CTAS) und der „Emergency Severity Index" (ESI).[57] Diese Systeme können gegenübergestellt und verglichen werden. Zur Orientierung dienen die vorgegebenen Stufen, Farbcodes, Arztkontaktzeiten, Materialien und wer überhaupt ersteinschätzt. In der Anlage befindet sich dazu eine Übersichtstabelle.[58, 59] Als Ergebnis werden nachfolgend die Verfahrensgrundlagen dargelegt und kurz erklärt, warum es gewählt werden sollte.

---

[54] Vgl. Thierbach, Andreas, 2002, S. 445.
[55] Vgl. http://www.ersteinschaetzung.de/content/was-ist-ersteinsch%C3%A4tzung. (18.03.2016)
[56] Larrey, Dominique Jean (8. Juli 1766 - 25. Juli 1842), französischer Militärarzt und Chirurg.
[57] Vgl. http://www.ersteinschaetzung.de/content/triage-der-medizin-ii. (16.03.2016)
[58] Siehe Anlage 1: Vergleich verschiedener Ersteinschätzungssysteme.
[59] Vgl. www.divi.de/images/.../03.12.../Krey_Klinische%20Ersteinschätzung.pdf. (16.03.2016)

5.3.2 Verfahrensgrundlagen

Ersteinschätzung ist in der Notaufnahme ein Instrument zum Risikomanagement. Es nutzt und steuert die vorhandenen Ressourcen. Die Krankenhäuser sind allerdings nicht verpflichtet, ein adäquates System vorzuhalten. Der Erstkontakt der Patienten findet meist zu einer Pflegefachkraft statt, da die Präsenz der Ärzte nicht immer gegeben ist. Diese nimmt dann eine Ersteinschätzung vor, ohne dabei eine Diagnose zu stellen, da dies rechtlich dem Arzt vorbehalten ist. Für diese Beurteilung ist langjährige Erfahrung im Notfallbereich nötig. Die Ersteinschätzung erfolgt im Empfangsbereich und der Prozess besteht aus Begrüßung, Vorgeschichte, Hauptbeschwerde, Untersuchung, Beobachtung und Bestimmung der Vitalparameter, Schmerzeinschätzung, Zuweisung der Dringlichkeitsstufe, Dokumentation und Kontrolle. Diese Dringlichkeitseinschätzung wird vier- oder fünfstufig vollzogen und gibt eine maximale Zeitspanne von 120 Minuten bis zum ersten Arztkontakt vor. Problematisch ist es hier, dass der Rettungsdienst eine dreistufige Einschätzung verwendet und somit keine Kompatibilität der beiden Systeme hergestellt werden kann. Als Grundlage der Ersteinschätzung dienen festgelegte Präsentationsprogramme und Farbstufen, sie sollte spätestens nach fünf Minuten stattfinden und maximal eine Minute dauern.[60]

Die Einführung einer Dringlichkeitseinschätzung hat folgende Ziele: Vereinheitlichung des Verfahrens, Senkung des Patientenrisikos, Erhöhung der Mitarbeitersicherheit und bessere Ressourcennutzung. Nachfolgend wird das fünfstufige Manchester-Triage-System schematisch dargestellt. Es ist symptombezogen anzuwenden und daher für die klinische Ersteinschätzung durch Pflegekräfte geeignet.

---

[60] Vgl. Krey, Jörg, 2011, S. 395-400.

Generelle Indikatoren		Dringlichkeitsstufen Farbe	max. Zeit bis Arztkontakt oder Kontrolleinschätzung
Gefährdeter Atemweg? Stridor? Speichelfluss? Fehlende/unzureichende Atmung? Fehlender Puls/Schock? Lebensbedrohliche Blutung? Nicht ansprechbares Kind? Anhaltender Krampfanfall?	ja nein↓	ROT(sofort)	0 min
Unstillbare große Blutung? Veränderter Bewusstseinszustand? Reagiert nur auf Stimme/Schmerz? Unterkühlt? Heißes Kind? Sehr heißer Erwachsener? Stärkster Schmerz?	ja nein↓	ORANGE (sehr dringend)	10 min
Unstillbare kleine Blutung? Bericht über Bewusstlosigkeit Heißer Erwachsener? Mäßiger Schmerz?	ja nein↓	GELB (dringend)	30 min
Überwärmt? Jüngeres Problem? Jüngerer leichter Schmerz?	ja nein↓	GRÜN (normal)	90 min
		BLAU (nicht dringend)	120 min

61

5.4 Implementierung des MTS als Projekt

5.4.1 Initiierung und Zielsetzung

Für den Projektauftrag und die Erweiterung der Betriebsorganisation ist das Direktorium verantwortlich. Es schafft durch den Auftrag die Grundlage, das MTS in die Notaufnahme des Klinikums XXX zu implementieren. Hier sollten schon die ersten Vorgaben klar sein und beschrieben werden. Welche Entscheidungen lagen im Vorfeld vor und welche Begründung führte zu diesen Entscheidungen, wie lautet das vorgegebene Ziel, welcher Zeitraum steht zur Verfügung, welche finanziellen, personellen und zeitlichen Ressourcen gibt es? Die Initiierung kann durch die Geschäftsführung oder durch eine Bereichsleitung der ZNA erfolgen, sollte dann aber

---

[61] Tbl. 3: Vgl. Mackway-Jones, Kevin; Marsden, Janet; Windle, Jill, 2011, S. 42 (eigene Darstellung).

von mir gut begründet sein, da für eine positive Entscheidung die Vor- und Nachteile für den Auftraggeber aufgezeigt werden müssen. Die steigenden Patientenzahlen sind besonders in stark ausgelasteten Zeiten kritisch, da die Behandlungsdringlichkeit nicht erfasst und dokumentiert wird und die resultierenden Abläufe damit nicht umfassend nachvollziehbar sind. Der erhöhte Arbeitsaufwand und die fehlende Einheitlichkeit in der Behandlung können die Mitarbeiter auf Dauer demotivieren. Der einliefernde Rettungsdienst kann nicht adäquat in Empfang genommen werden, da Voranmeldungen und Übernahme nicht einheitlich strukturiert sind. Die Vorteile ergeben sich aus der standardisierten Festlegung der Ersteinschätzung. Jeder Patient wird zu jeder Tageszeit nach demselben Verfahren eingeschätzt, die Pflegefachkräfte haben ein einheitliches Instrument zur Verfügung, Einschätzungsfehler können so reduziert werden. Für die FLP ergibt sich durch eine einheitliche Dokumentation eine gute Überprüfbarkeit des Mitarbeiterhandelns. Die Pflegekräfte sind besser rechtlich abgesichert, da eine sofortige medizinische Ersteinschätzung und eine spätere Überprüfung dieser Einschätzung dokumentiert wird. Nachteile ergeben sich durch den hohen Schulungsaufwand und den damit verbundenen Kosten, der vor Echtstart des Systems nötig wird. Hier können auch schon Kriterien festgelegt werden, die Bestandteil in der Projektbearbeitung werden sollen, z.B.: erhöhte Patientensicherheit durch schnelle Ersteinschätzung, dringlichkeitsangepasste Versorgung, Reduzierung der Patientenverweildauer in der ZNA und Reduzierung des Formularwesens. Das Hauptziel ist die Einführung des MTS. Dem können weitere zu messende Teilziele untergeordnet werden. Zu nennen sind hier die Reduzierung der Verweildauer, die Erhöhung der Behandlungsqualität und Verbesserung der Kundenzufriedenheit.

5.4.2 Benennung des Projektleiters

Die Projektleitung muss durch den Auftraggeber benannt werden. Dieser „obliegt die Zielklärung, Organisation, Planung, Überwachung, Steuerung und Koordination des Gesamtprojektes."[62] Sinnvoll wäre hier der QMB oder eine Bereichsleitung der ZNA. Projekterfahrung ist dabei nicht unbedingt notwendig, aber die grundlegenden Kenntnisse zum Projektverlauf sowie ausgeprägte Schlüsselqualifikationen sind unabdingbar. Die Durchführung eines Projekts ist sehr umfangreich. Es müssen methodische Kompetenzen für die Planung, Steuerung, Aufarbeitung und Präsentation

---

[62] Vgl. Litke, Hans-Dieter, 2007, S. 168.

vorhanden sein. Soziale Kompetenz ist wichtig, um die Projektgruppe positiv und zielerreichend zu führen. In der personalen Kompetenz müssen Motivation, Belastbarkeit und Eigenverantwortlichkeit sehr gut ausgeprägt sein. Fachliche Voraussetzungen sind allerdings nicht zwingend gefordert, aber zum Inhaltsverständnis förderlich. Weiter müssen die Befugnisse des Projektleiters klar sein, damit dieser den Projektauftrag auch nach den Vorgaben erfüllen kann. Dazu gehören Auswahl-, Entscheidungs-, Weisungs-, Verfügungs- und Informationskompetenzen.[63]

5.4.3 Zusammenstellung der Projektgruppe

Die Projektgruppe sollte aus einer pflegerischen Bereichsleitung, dem ärztlichen Leiter und mindestens einer Pflegefachkraft der ZNA, die eventuell schon über Vorkenntnisse des MTS verfügt, ärztlichen Vertretern der jeweiligen Fachabteilungen und der QMB bestehen. Um effizient arbeiten zu können, sollte das Projektteam klein gehalten werden. Außerdem bleibt dadurch der personelle Rahmen überschaubar und die personenbezogenen Kosten kalkulierbar. Die Übernahme der Projektleitung kann die QMB übernehmen, diese hat im Klinikum eine Stabsstelle Qualitätsmanagement inne. Alternativ kann eine pflegerische BL ernannt werden, da diese über fachbezogenes Wissen durch die Mitarbeit in der ZNA verfügt. Grundlegend müssen die Stelleninhaber über eine hohe Akzeptanz im Direktorium und der Projektgruppe verfügen. Notwendige Eigenschaften sind Führungskompetenz, Teamfähigkeit, Durchsetzungsvermögen, Entscheidungsfreudigkeit, Organisations- und Delegationsgeschick sowie Kenntnisse über anwendbare Techniken und Methoden. Ist das Projektteam benannt, kommt es zu einer Initialveranstaltung, bei der sich das Team kennenlernt, Teamregeln festgelegt werden, Rahmenbedingungen geklärt und die Projektvorgaben vorgestellt werden.

5.4.4 Planung mittels PDCA-Zyklus

Für das Projektmanagement im Klinikum X (KX) gibt es einen eigenverantwortlichen Bereich, der den Gesamtverlauf eines Projekts schematisch dargestellt hat.[64] Das weitere Vorgehen kann durch die Anwendung des PDCA-Kreises erfolgen. Dieser stellt ein phasenhaftes Regelkreismodell dar, bei dem Ziele geplant werden (**Plan**), versucht wird, diese Ziele schrittweise umzusetzen (**Do**), die Ergebnisse überprüft werden (**Check**) und ein

---

[63] Vgl. Olfert, Klaus, 1998, S. 65.
[64] Siehe Anlage 2: Http://xxx.de/websites/pm-assist/SitePages/Homepage.aspx. (20.03.2016)

neuer Standard festgelegt wird (**Act**).[65] Dieser lässt sich optimal für jedes abzuarbeitende Arbeitspaket des erstellten Projektstrukturplans verwenden. Der Strukturplan wird gemeinsam im Projektteam erarbeitet und dient zum weiteren Vorgehen und zur Zielüberprüfung. Nachfolgend werden die Meilensteine und die dazugehörigen Arbeitspakete für die Einführung des MTS dargestellt:

Meilenstein 1: Initialisierung des Projekts MTS

- Entscheidung, dass MTS in den Prozess der ZNA eingeführt wird
- Budget- und Zeitvorgabe
- Projektleiter benennen
- Projektgruppe festlegen

Meilenstein 2: Ist-Darstellung

- Veranlassung, Durchführung und Dokumentation der Analyse des derzeitigen Einschätzungsprozesses
- Prüfung der Ressourcen und der derzeitigen Verantwortlichkeiten
- Risikoanalyse und Problemlösungsvorschläge

Meilenstein 3: Darstellung der erhobenen Analyse

- Ressourcendarstellung
- Ergebnisse wiedergeben
- Projektverlauf weiter vorgeben

Meilenstein 4: Projektplanung (sechs bis acht Wochen)

- Vorgabe der weiteren Organisation und Struktur (Sitzungshäufigkeit, grobe Terminplanung, Verantwortung für Teilergebnisdarstellungen)
- Aufstellung Projektstrukturplan und –phasenplan
- Kostenberechnung
- Zielbestimmung
- Ergebnispräsentation

Meilenstein 5: Informationsveranstaltung zur Einführung

- Benennung der Teilnehmer und des Rahmens
- Mitarbeiterinformation und –schulung

Meilenstein 6: Probephase (vier Wochen)

- Überprüfung der Vorgaben und der Handhabung
- Evaluation

---

[65] Vgl. Jendrosch, Thomas, 1998, S. 89.

19

Meilenstein 7:

- Echtstart

Meilenstein 8: Abschluss

- verbindliche Festlegung durch das Direktorium
- Überprüfung der Verweildauer und der Patientenzufriedenheit
- Abschlussbericht
- kontinuierliches Controlling.

Aufgrund des vorgegeben Rahmens der Facharbeit kann hier nicht explizit auf alle Meilensteine und Arbeitspakete eingegangen werden. Exemplarisch werden hier die Kostenberechnung und die Miterbeiterschulung vertieft. Bei der Realisierung des Projekts müssen aber alle geplanten Arbeitspakete bearbeitet werden.

5.4.5 Kostenberechnung

Für die eigentliche Benutzung des MTS entstehen keine Kosten, da die benötigten Materialien kostenlos auf der Homepage Ersteinschätzung.de zur Verfügung stehen und in einen hauseigenen Patientenbegleit- bzw. Notfallbogen integriert werden können.[66] Die deutsche Ausgabe des Buches „Ersteinschätzung in der Notaufnahme" liegt im Verlag Huber vor. Für die benötigten Schulungen der Mitarbeiter müssen theoretische und praktische Kenntnisse vermittelt werden. Das Klinikum X verfügt über ein eigenes Bildungszentrum, über welches bisher eine zentrale Schulung angeboten wurde. Erstmalig 2016 wird eine „Mentorenschulung – Manchester-Triage-System"[67] ermöglicht, mittels derer die Inhalte im eigenen Bereich multipliziert werden können. Dadurch werden die externen Kosten für Schulungen reduzier. Auch für die praktische Schulung ergeben sich Vorteile. Die Mentoren kommen aus dem Anwenderbereich und sind eng an die Einführung gebunden. Die Schulungen der Mitarbeiter werden intern angeboten und somit entstehen nur Personalkosten und keine Kosten für externe Dozenten. Die folgende Tabelle zeigt eine exemplarische Schulungskostenberechnung. Weitere Projektkosten werden hier aufgrund des Umfangs nicht weiter berücksichtigt, sind aber in der Gesamtberechnung zu berücksichtigen.

---

[66] Vgl. http://www.ersteinschaetzung.de/content/materialien-zur-ersteinsch%C3%A4tzung. (21.03.2016)
[67] Vgl.
http://www.KX.eu/karriere/weiterbildung/fortbildung/Documents/Fortbildungsprogramm_2016.pdf, S. 79. (24.03.2016)

Art	Bruttokosten	Grundlage
Mentorenschulung: 2 x MTS-Mentorenschulung[68]	880,00 EUR	Bildungsprogramm
Personalkosten für interne Schulung: a) 1 x Dozent (geschulter Mentor, z.B. BL)	315,18 EUR	1 x 15h x durchschn. Lohnkosten TVÖD-K (9c/Stufe 4)[69]
b) 15 x Schulung der MA	3904,10 EUR	15 x 15h x durchschn. Lohnkosten TVÖD-K (9a/Stufe 4)[70]
Fachbuchkosten: 17 x für die zu schulenden Mentoren und MA	509,15 EUR	17 x „Ersteinschätzung in der Notaufnahme"[71]
Gesamt:	**5608,43 EUR**	

[72]

5.4.6 Schulungsphase

Die Voraussetzung der Implementierung des MTS ist eine zweitägige Schulung aller Mitarbeiter der ZNA. Aufgrund der Komplexität einer Notaufnahme sollte jeder Mitarbeiter mindestens schon ein Jahr dort arbeiten, um die Erfahrungen in der Schulung umsetzen zu können. Für die Schulung der Mitarbeiter ist es notwendig, sich eine Übersicht zu verschaffen, welcher Schulungsbedarf vorliegt. Eine grafische Aufstellung mittels Jahresschulungsplanung ist hier hilfreich. Dieser Plan sollte jährlich abgebildet werden und dient zur Orientierung, welcher Mitarbeiter über welche Fort- und Weiterbildungen verfügt oder im laufenden Jahr absolviert. Durch die Auswertung der Jahresübersichten kann ein mitarbeiterbezogener Gesamtüberblick erfolgen. In der ZNA haben bisher elf der 17 Mitarbeiter eine abgeschlossene Fortbildung „Ersteinschätzung in der Notaufnahme".[73] Allerdings liegen diese länger als zwei Jahre zurück und sollten deshalb aufgefrischt werden. Um hier Ressourcen zu schaffen, kann

---

[68] Vgl. http://www.KX.eu/karriere/weiterbildung/fortbildung/Documents/Fortbildungsprogramm_2016.pdf, S. 79. (24.03.2016), S. 79. (24.03.2016)
[69] Vgl. http://oeffentlicher-dienst.info/tvoed/k/(24.03.2016)
[70] Vgl. ebd. (24.03.2016)
[71] Vgl. http://www.hogrefe.ch/index.php/ersteinschaetzung-in-der-notaufnahme-4796.html. (24.03.2016)
[72] Tbl. 4: Schulungskostenberechnung (eigene Darstellung).
[73] Eigene Erhebung.

21

man die Mitarbeiter, die noch keine Erstschulung hatten, zusammen schulen. Die Mitarbeiter mit der Erstschulung sollten auch gemeinsam geschult werden, damit man auf die Vorkenntnisse zurückgreifen kann und somit grundlegende Kenntnisse nicht erneut vermitteln muss. Dies könnte die Schulungsdauer und die damit verbundenen Kosten verringern. Vermittelt werden theoretisches Wissen und praktische Herangehensweisen anhand von Fallbeispielen, besonders mit Hinblick auf die Dokumentation. Weiterer Inhalt kann sein, auf juristische Aspekte einzugehen. Für die weitere Vertiefung der Mitarbeiter sollte jedem ein aktuelles Buch „Ersteinschätzung in der Notaufnahme" zur Verfügung gestellt werden.

5.5 Prozesseinbindung in die ZNA

Das MTS muss in die Prozesse der ZNA implementiert werden. Dafür sind strukturelle, organisatorische und personelle Aspekte zu betrachten.

5.5.1 Veränderungen der vorhandenen Strukturen

Die räumliche und materielle Ausstattung der ZNA entspricht den Anforderungen für eine Erstversorgung von Notfallpatienten. Insgesamt ist aber die Anzahl der Räume zu knapp bemessen. Die Ersteinschätzung sollte in einem separaten Bereich stattfinden, damit die Persönlichkeit und die Intimsphäre der Patienten geschützt werden kann, jedoch auch in unmittelbarer Nähe des Hauptarbeitsbereichs der Pflege integriert sein, da diese die Dringlichkeitseinstufung vornehmen muss. Ein eigens dafür eingerichteter Raum mit dem nötigen Equipment ist in der derzeitigen Notaufnahme schwierig. Alternativ könnte ein mobiles Fahrgestell mit diagnostischem Zubehör und eine Sichtschutzwand verwendet werden. In einer Neuplanung einer Notaufnahme ist es ratsam, einen Extraraum zu planen, der auch für Liegendpatienten geeignet ist. Dieser sollte sich dann auch in der Nähe des Wartebereichs befinden, um den Patienten lange Wege zu ersparen und die Zeit bis zur Ersteinschätzung weiter zu reduzieren.

Durch die Vorgaben des MTS ergibt sich, dass die Ersteinschätzung strukturiert dokumentiert werden muss. Für diese Dokumentation sollte ein Patientenbegleitbogen[74] eingeführt werden, der als Instrument für die Ersteinschätzung jedes eintreffenden

---

[74] Siehe Anlage 3: Patientenbegleitbogen ZNA XYZ.

Patienten verwendet werden kann. Dabei kann der Bogen auf die individuellen Vorgaben der ZNA angepasst werden. Wichtigster Bestandteil ist die Ersteinschätzung der Kategorien des MTS. Für den sicheren Umgang und den Abbau von Ängsten sollte eine Verfahrensanweisung erstellt und die vorhandenen Diagramme in einem eigenen System hinterlegt werden. Die weiteren Daten auf dem Bogen können für verschiedene Auswertungen herangezogen werden, um das System regelmäßig zu überprüfen.

5.5.2 Organisatorische Änderungen

Um das System optimal zu nutzen, muss es bei allen Patienten angewendet werden. Dadurch ergibt sich ein schneller und sicherer Umgang mit dem Instrument, auch in hochbelasteten Situationen. Mindestens ein anwesender Mitarbeiter muss das MTS beherrschen, dieser muss für alle Schnittstellen erkenntlich sein. Kritisch ist es, dass es derzeit keine reine administrative Aufnahmekraft gibt, da somit viele zeitliche Ressourcen für diese Tätigkeit gebunden sind. Die erhobenen Dringlichkeitsstufen müssen dokumentiert und nach einem einheitlichen System sortiert werden, damit die weitere Behandlung verzögerungsfrei stattfinden kann. Sollte die Dringlichkeitsstufe Rot vorliegen, wird eine sofortige Behandlung durch den Ersteinschätzenden eingeleitet. Weiter wichtig ist es auch, dass die vorgegebene Dauer der Zeiten nicht ausgeschöpft werden müssen, sollten zeitliche Ressourcen vorhanden sein. Patienten werden dann selbstverständlich eher behandelt, als ihre Stufe es vorgibt.

5.5.3 Personelle Voraussetzungen

Die Pflegefachkräfte übernehmen die Ersteinschätzung aller eintreffenden Patienten, somit müssen die Zuständigkeiten klar geregelt werden. Durch den ersten Kontakt ergeben sich neue Verantwortlichkeiten, da die weitere Versorgung hier schon richtungsweisend ist und koordiniert werden muss. Der Ersteinschätzende benötigt ausreichend Berufs- und Notfallerfahrung und bekommt die Rolle eines Organisators zugewiesen. Er ist ständiger Ansprechpartner für die anderen Bereiche und muss daher über gute kommunikative Fähigkeiten und Deeskalationsvermögen verfügen. Die nötigen methodischen Kenntnisse zur Anwendung des MTS werden in einer grundlegenden Schulung erworben, die jährlich z.B. mittels Fallbesprechungen aufgefrischt werden sollten. Als ständige Unterstützer fungieren die geschulten

Mentoren. Ihnen muss genug Zeit zur Verfügung gestellt werden, um das System zu begleiten, zu überprüfen und regelmäßig auszuwerten.

6. Die Rolle der FLP

Die Rolle der FLP im jeweiligen Projekt ist abhängig von der Funktion, die sie dort einnimmt. Die Leitung eines Projekts kommt überwiegend nur im eigenen Bereich in Frage. Größere und interdisziplinäre Projekte werden von erfahrenen Projektmanagern oder Qualitätsmanagementbeauftragten geleitet. Demzufolge ist eine Leitungskraft dort eher in einer teilnehmenden Rolle zu finden. Die rasanten Entwicklungen im Gesundheitswesen machen es jedoch notwendig, die vorhandenen Strukturen und Prozesse an die neuen Anforderungen anzupassen. Für die Bereichsleitung der ZNA kann dabei die Projektarbeit ein nützliches Instrument sein, um neue Systeme in den täglichen Prozess zu implementieren und die Gesamtziele des Klinikums zu verfolgen. Den Mitarbeitern sollte gezeigt werden, dass sie ein wichtiger Teil im Projektmanagement sind und sich konstruktiv einbringen können, um gemeinsam die zukünftige Entwicklung des Arbeitsumfelds zu gestalten. Die FLP kann die Fähigkeiten und Fertigkeiten der einzelnen Mitarbeiter dabei nutzen und so die Motivation zur Teilnahme und Umsetzung des Projektauftrags fördern und die jeweiligen Kompetenzen weiter ausbauen. In berufsüberlappenden Projekten wie dem MTS kann die Kommunikation und Zusammenarbeit aller Beteiligten verbessert werden, wodurch mehr Nachhaltigkeit entstehen kann, wenn das neue System implementiert ist. Ist die FLP selbst nicht an den Projekten beteiligt, so ist sie im Vorfeld allerdings als Motor und Initiator von neuen Denkansätzen zu sehen. Mitarbeiter sollten befragt und andere Arbeitsbereiche betrachtet werden. Aus den gewonnenen Erkenntnissen kann eine Leitung Projekte anschieben und deren Inhalte und Ziele vorschlagen. Die FLP ist nicht für alle Projekte und deren Inhalte sowie Umsetzung zuständig. Sie sollte Projekte an die Mitarbeiter delegieren, um sich selbst zu entlasten und die Identifizierung und die Motivation der Mitarbeiter mit ihrem Arbeitsbereich zu steigern. Sind Pflegekräfte an der Projektarbeit interessiert, können diese fort- und weitergebildet werden und selbst Projekte initiieren und leiten. Dabei ist es die Gesamtverantwortung der FLP, dass die vorgegebenen Ziele angestrebt und erreicht werden und die Kollegen die benötigte Unterstützung aller Schnittstellen erfahren. Für die Bereichsleitung gilt es, die eigenen Schlüsselkompetenzen kontinuierlich weiter auszubauen, um sie im täglichen

Arbeitsleben, aber auch in selbst geführten Projekten nutzen zu können. Die Methodenkompetenz wird hier für die Planung, Durchführung und Darstellung des Projekts benötigt, Sozialkompetenz für den vielfältigen Umgang mit allen Beteiligten, Personale Kompetenz um die gesteckten Ziele motiviert verfolgen zu können und Fachkompetenz, damit das eigene Wissen in die Lösungsfindung einfließen kann. Weiter ergibt sich, dass die FLP jeden einzelnen Mitarbeiter individuell herausfordert, unterstützt, fördert und motiviert sowie dessen Ressourcen nutzt.

7. Fazit und Ausblick

Die Darstellung einer zukünftig angedachten Implementierung zur Ersteinschätzung von Patienten mittels des Manchester-Triage-Systems in der Notaufnahme des Klinikums XXX hat gezeigt, dass Projektmanagement ein sinnvolles Instrument ist, um diese Organisationserweiterung und Prozessoptimierung zu planen und zu steuern. Eine Anwendung des MTS ist zwar nicht zwingend notwendig, aber im täglichen Kontext sinnvoll, da die Patientensicherheit erhöht und der Durchlauf besser gesteuert wird. Ein strukturiertes und planvolles Handeln wird möglich, die vorhandenen Ressourcen werden besser genutzt und die Patienten erhalten mehr Transparenz. Die Patienten- und Mitarbeiterzufriedenheit kann sich deutlich verbessern, Patientenbeschwerden können reduziert werden. Es sollten Handlungsprozesse entwickelt werden, die Risiken vermeiden können. Methodisch wird die Versorgung der Patienten verbessert. Ökonomisch betrachtet, können überflüssige Untersuchungen und Therapien vermieden werden, dadurch optimiert sich der Personaleinsatz. Die Auswahl des MTS beruht hauptsächlich auf der Anwendbarkeit im pflegerischen Bereich, der 5-Stufigkeit und dem Vorhandensein einer deutschen Übersetzung. Die empfohlene Patientenbehandlung erfolgt standardisiert nach Dringlichkeit. Zur Anwendung sollte ein Patientenbegleitbogen kommen, dem der Dokumentationsbogen Ersteinschätzung zugrunde liegt und durch eigene Vorgaben ergänzt werden kann. Eine Anbindung an das vorhandene EDV-System ist denkbar, um Synergien zu schaffen. Die Implementierung des MTS gestaltet sich effektiv, wenn für das Projekt die Instrumente des Projektmanagements bekannt sind und angewendet werden. Es muss sehr sorgfältig geplant werden, besonders im Hinblick auf die Qualifizierung der Mitarbeiter und die spätere Überprüfung und Evaluation. Das MTS muss allerdings in allen Bereichen der Organisationseinheit bekannt und umgesetzt werden. Der pflegerische und ärztliche

Dienst muss gemeinsam in das System integriert werden, um das Instrument optimal nutzen zu können, die Kommunikation der Berufsgruppen wird verbessert. Die Ersteinschätzung und Koordination ist aber Hauptaufgabe des Pflegedienstes. Er sollte auch die organisatorische Gesamtverantwortung im Notaufnahmeprozess haben, von der Ersteinschätzung bis zu Verlegung oder Entlassung der Patienten. Durch diese Verantwortung kann die Motivation der Mitarbeiter und damit die Arbeitszufriedenheit verbessert werden, dabei ist es aber wichtig, berufsfremde Tätigkeiten zu vermeiden, um den Fokus auf den eigentlichen Aufgaben zu behalten. Neue Mitarbeiter müssen zeitnah in dem System geschult werden, auch dem ärztlichen Dienst sollte dieses Angebot gemacht werden. Um eine zu erwartende Verbesserung der Versorgungsqualität bestimmen zu können, sollten die pflegerisch erhobenen Indikatoren und die dokumentierte ärztliche Erstkontaktzeit regelmäßig ausgewertet werden. Dafür ist es ratsam einen Beauftragten für Ersteinschätzung zu benennen. Außerdem kann eine ärztliche Auswertung erfolgen, inwieweit die pflegerische Einschätzung und die ärztliche Diagnose übereinstimmen. Das Projekt sollte zeitnah umgesetzt werden, um den steigenden Anforderungen unter knapper werdenden Ressourcen gerecht zu werden. Für die Projektleitung sind Leitungs- und Projektmanagementerfahrungen notwendig, um bei der Durchführung auf erlernte und bekannte Methoden zurückgreifen zu können. Hierfür ist die Fachweiterbildung für Leitungsaufgaben in der Pflege eine ideale Grundlage, da die verschiedenen Rollen einer FLP, wie z.B. Führungskraft, Moderator und Teammitglied gestärkt und ausgebaut werden. Außerdem kann durch die FLP eine Risiko- und Fehleranalyse erfolgen, um aus den Erfahrungen für weitere Projekte zu profitieren.

Literaturverzeichnis

Bock von Wülfingen, Christiane; Model, Thomas; Potz, Dirk: Qualitätsmanagement. In: Conzen, Christel; Freund, Jutta; Overlander, Gabriele (Hrsg.): Pflegemanagement Heute. Urban und Fischer Verlag: München und Jena, 2008

Boy, Jacques; Dudek, Christian; Kuschel, Sabine: Projektmanagement. Grundlagen Methoden und Techniken Zusammenhänge. Gabal Verlag GmbH: Offenbach, 2006, 12. Auflage

Boy, Jacques (Hrsg.); Heunisch, Hans G. (Hrsg.); Lehmann, Linda (Hrsg.); Winkler, Harald (Hrsg.): Checklisten Projektmanagement: Ein Wegweiser zur Vorbereitung und Durchführung von Projekten. TÜV Media GmbH TÜV Rheinland Group: Köln, 2013

Burghardt, Manfred: Einführung in Projektmanagement. Definition, Planung, Kontrolle, Abschluss. Publicis Publishing: Berlin und München, 2013, 6. akt. u. erw. Auflage

Deutscher Bundestag – 18. Wahlperiode, Drucksache 18/2302, 07.08.2014.

Deutschlands Zukunft gestalten, Koalitionsvertrag zwischen CDU, CSU und SPD, 14.12.2013

DGINA, Gutachten zur ambulanten Notfallversorgung im Krankenhaus, 17.02.2015

DIN ISO 21500:2016-02

http://oeffentlicher-dienst.info/tvoed/k/

http://xxx.de/websites/pm-assist/SitePages/Homepage.aspx

http://www.ersteinschaetzung.de/

http://www.hogrefe.ch/index.php/ersteinschaetzung-in-der-notaufnahme-4796.html

http://www.KX.eu/karriere/weiterbildung/fortbildung/Documents/Fortbildungsprogram m_2016.pdf

http://www.KX.eu/klinikum/XYZ/Seiten/default.aspx

Jendrosch, Thomas: Projektmanagement, Prozessbegleitung in der Pflege. Ullstein Medical Verlagsgesellschaft mbH & Co.: Wiesbaden, 1998

Kratz, Hans-Jürgen: Chef-Checkliste Mitarbeiterführung. Die 101 wichtigsten Regeln. Walhalla Fachverlag: Regensburg, 2014, 10. akt. Auflage

Krey, Jörg: Ersteinschätzung nach dem Manchester-Triage-System. In: Moecke, Heinzpeter (Hrsg.); Lackner, Christian K. (Hrsg.); Klöss, Thomas (Hrsg.): Das ZNA-Buch: Konzepte, Methoden und Praxis der Zentralen Notaufnahme. MWV: Berlin, 2011

Lewin, Kurt: Gleichgewichte und Veränderungen in der Gruppendynamik (1947). In: Feldtheorie in den Sozialwissenschaften. Ausgewählte theoretische Schriften. Verlag Hans Huber: Bern, 2012, 1. Auflage

Litke, Hans.-Dieter: Projektmanagement. Methoden, Techniken, Verhaltensweisen. Carl Hanser Verlag: München, 2007, 5. erw. Auflage

Litke, Hans-Dieter; Kunow, Ilonka; Schulz-Wimmer, Heinz: Projektmanagement. Haufe-Lexware: Freiburg im Breisgau, 2015, 3. Auflage

Loffing, Christian; Budnik, Sandra: Projekte erfolgreich managen. Mit dem richtigen Plan zum Ziel. W. Kohlhammer GmbH: Stuttgart, 2005, 1. Auflage

Mackway-Jones, Kevin; Marsden, Janet; Windle, Jill (Hrsg.): Ersteinschätzung in der Notaufnahme: Das Manchester-Triage-System. Verlag Hans Huber: Bern, 2001, 3. überarb. u. erw. Auflage

Madauss, Bernd: Handbuch Projektmanagement: Mit Handlungsanleitungen für Industriebetriebe, Unternehmensberater und Behörden. Schäffer-Poeschel Verlag: Stuttgart, 2000, 6. Auflage

Olfert, Klaus: Kompakt-Training Projektmanagement. NWB Verlag GmbH &Co. KG: Herne, 2014, 9. aktualisierte Auflage

Rosenthal, Thomas; Wagner, Erwin: Organisationsentwicklung und Projektmanagement im Gesundheitswesen. Verlagsgruppe Hüthig Jehle Rehm GmbH: Heidelberg, 2004

Schröter, S.; S.-W., A.; Z.-W., K.: Einarbeitungskonzept ZNA XYZ. XXX, 2014, Version 2

Thierbach, Andreas (Hrsg.): Lexikon der Notfallmedizin. Springer-Verlag: Berlin, Heidelberg, New York, 2002

www.divi.de/images/.../03.12.../Krey_Klinische%20Ersteinschätzung.pdf

Anlagen

Anlage 1: Vergleich verschiedener Ersteinschätzungssysteme (eigene Darstellung).

Kriterien	ATS	CTAS	ESI	MTS
Farbcode	nein	ja	nein	ja
Anzahl der Stufen	5	5	5	5
Zeitvorgabe bis zum Arztkontakt	ja	nein	nein	ja
Arbeitsmaterialien vorhanden	gering	ja	ja	ja

Anlage 2: Projektmanagement KX, http://xxx.de/websites/pm-assist/SitePages/Homepage.aspx

[Für die Veröffentlichung dieser Arbeit entfernt.]

Anlage 3: Patientenbegleitbogen ZNA XYZ (eigene Darstellung).

BLAU	GRÜN	GELB	ORANGE	ROT
2	2	2	2	2

Patientendaten						Grund des Kommens		Eintreffen Datum Zeit

Patientendaten — **Grund des Kommens** — Eintreffen / Datum / Zeit

Eingesetztes Diagramm — Ersteinschätzung (1) / Zeit / Kürzel

Eingesetzter Indikator — Zweite Einschätzung (2) / Zeit / Kürzel

A – Atemwege	1	2	B – Atmung	1	2
frei			unauffällig		
verengt			unzureichend		
verlegt			keine		

Verabreichte Medikationen

C – Kreislauf	1	2	D - Bewußtsein	1	2
normofrequent			wach/kooperativ		
tachycard			wach/unkoop.		
bradycard			reag.Ansprache		
arrhythmisch			reag. Schmerz		
Asystolie			nicht ansprechb.		

Schmerzmed. verabreicht lt. Akte
Allergie geg. dieses Schmerzmed. verneint
Sonst. Medikation verabreicht lt. Akte

Arztkontakt / Zeit

Durchgeführte Maßnahmen

D - Immobilität	1	2	D – Neurologie	1	2
keine			Status epileptic.		
vorhanden/bek.			Z.n.Krampfanfall		
vorhanden/neu			Periph. Ausfälle		
Blutung	1	2	Pupillenreaktion/-größe		
keine					
kontrollierbar					
klein/unstillbar					
groß/unstillbar					

Durchgeführte Maßnahmen		Vitalparameter	1	2
Lagerung auf Trage		RR links	/	/
Transport im Rollstuhl		RR rechts	/	/
Anlage Armschiene		Puls	/min	/min
Anlage Beinschiene		Temp.	°C	°C
Anlage Halskrause		O₂-Sättig.	%	%
Applikation (Eis-)Kühlung		AF	/min	/min
Anlage/Wechsel Verband		BZ	mg%	mg%

Schmerzeinschätzung (Eigen=E, Fremd=F)

1 |———|———|———|———|———|———|———|———|———|———| 1
2   0   5   10   2

Notizen/Ergänzungen

Version 7.2 – April 2013   Dokumentation nach Richtlinie Deutsches Netzwerk Ersteinschätzung · www.ersteinschaetzung.de

Weitere Maßnahmen:

	geplant	erfolgt	Aufenthaltsort		geplante Station	verlegt/entlassen (Uhrzeit)
Röntgen						
EKG						
Labor						
CT						
Aufnahme Pflege						
Aufnahme Arzt						
					HZ PK	
					HZ Arzt	

VIII

BEI GRIN MACHT SICH IHR WISSEN BEZAHLT

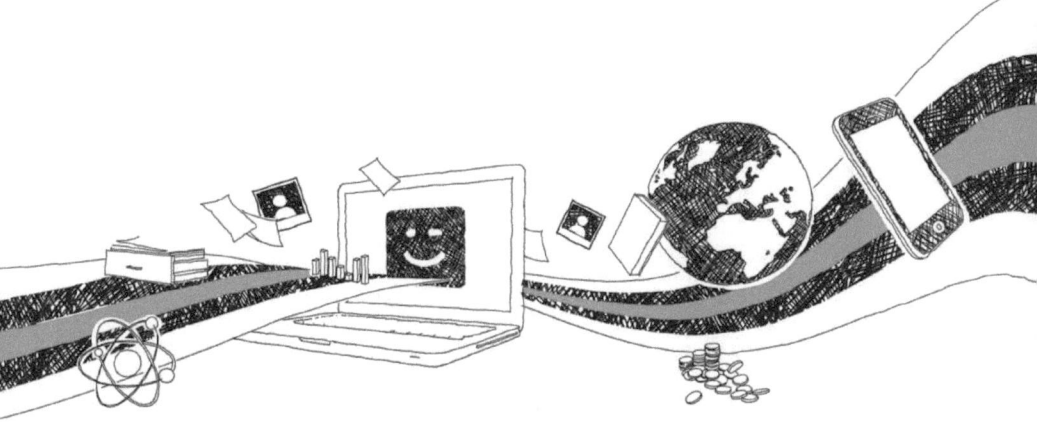

- Wir veröffentlichen Ihre Hausarbeit, Bachelor- und Masterarbeit

- Ihr eigenes eBook und Buch - weltweit in allen wichtigen Shops

- Verdienen Sie an jedem Verkauf

Jetzt bei www.GRIN.com hochladen und kostenlos publizieren

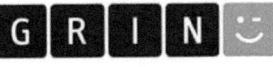